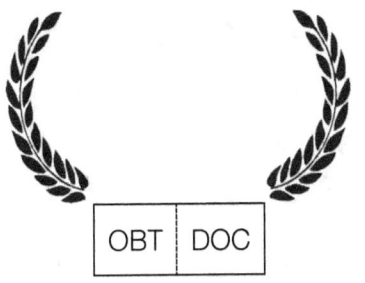

Unlimited

Obtained ITEMS AND AMOUNTS

Ritualized
INCL OBTAINED ALT PLAN

W W W W W W W W

Y Y M M D D
_ _ _ _ _ _

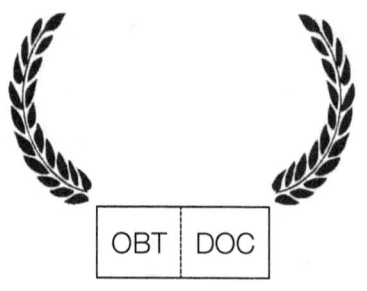

Unlimited

Obtained ITEMS AND AMOUNTS

Ritualized
INCL OBTAINED ALT PLAN

W W W W W W W W W   Y Y M M D D

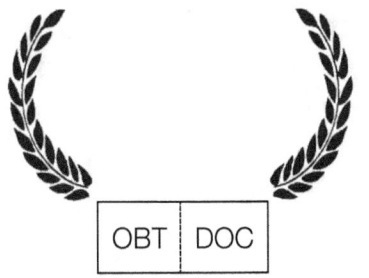

Unlimited

Obtained ITEMS AND AMOUNTS

Ritualized
INCL OBTAINED ALT PLAN

W W W W W W W W

Y Y M M D D
_ _ _ _ _ _

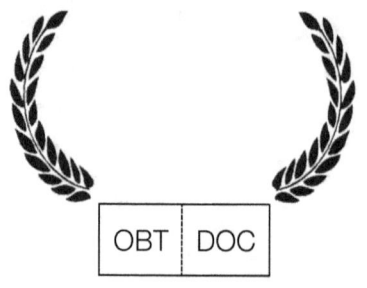

Unlimited

Obtained ITEMS AND AMOUNTS

Ritualized
INCL OBTAINED ALT PLAN

W W W W W W W W

Y Y M M D D
_ _ _ _ _ _

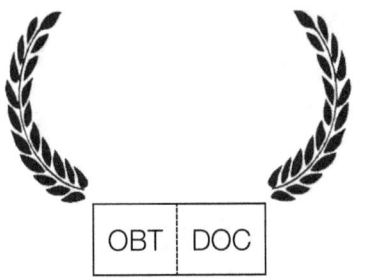

Unlimited

Obtained ITEMS AND AMOUNTS

Ritualized
INCL OBTAINED ALT PLAN

W W W W W W W W   Y Y M M D D

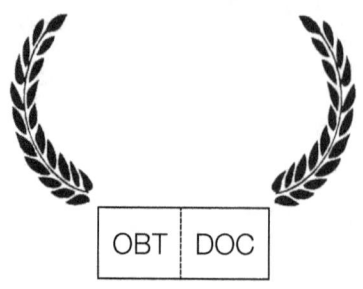

Unlimited

Obtained ITEMS AND AMOUNTS

Ritualized
INCL OBTAINED ALT PLAN

W W W W W W W W

Y Y M M D D
_ _ _ _ _ _

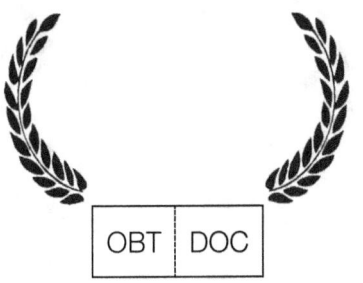

Unlimited

Obtained ITEMS AND AMOUNTS

Ritualized
INCL OBTAINED ALT PLAN

W W W W W W W W

Y Y M M D D
_ _ _ _ _ _

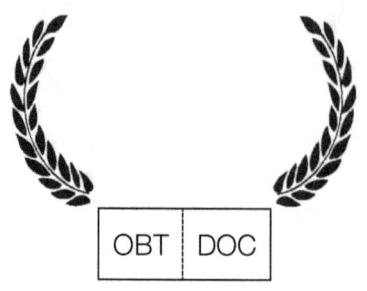

Unlimited

Obtained ITEMS AND AMOUNTS

Ritualized
INCL OBTAINED ALT PLAN

W W W W W W W W W

Y Y M M D D
_ _ _ _ _ _

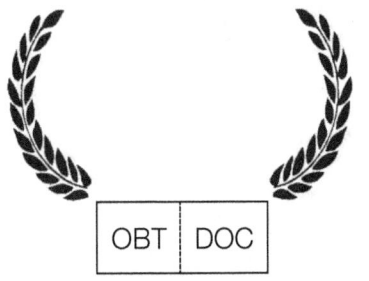

Unlimited

Obtained ITEMS AND AMOUNTS

Ritualized
INCL OBTAINED ALT PLAN

W W W W W W W W

Y Y M M D D
_ _ _ _ _ _

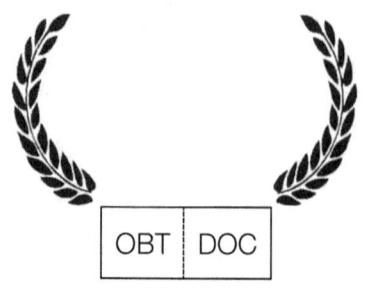

Unlimited

Obtained ITEMS AND AMOUNTS

Ritualized
INCL OBTAINED ALT PLAN

W W W W W W W W

Y Y M M D D
— — — — — —

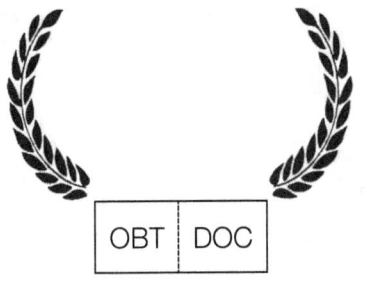

Unlimited

Obtained ITEMS AND AMOUNTS

Ritualized
INCL OBTAINED ALT PLAN

W W W W W W W W

Y Y M M D D
_ _ _ _ _

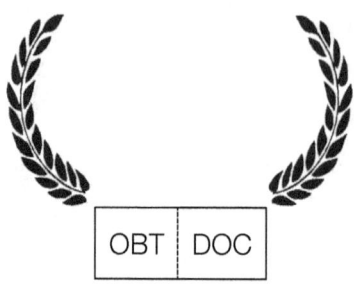

Unlimited

Obtained ITEMS AND AMOUNTS

Ritualized
INCL OBTAINED ALT PLAN

W W W W W W W W W

Y Y M M D D
_ _ _ _ _ _

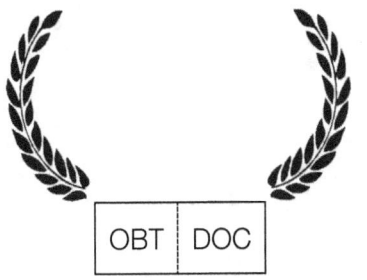

Unlimited

Obtained ITEMS AND AMOUNTS

Ritualized
INCL OBTAINED ALT PLAN

w w w w w w w w

Y Y M M D D
_ _ _ _ _ _

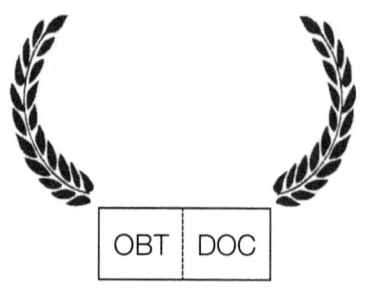

Unlimited

Obtained ITEMS AND AMOUNTS

Ritualized
INCL OBTAINED ALT PLAN

W W W W W W W W

Y Y M M D D
_ _ _ _ _ _

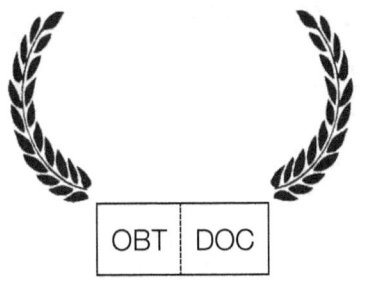

Unlimited

Obtained ITEMS AND AMOUNTS

Ritualized
INCL OBTAINED ALT PLAN

W W W W W W W W

Y Y M M D D
_ _ _ _ _ _

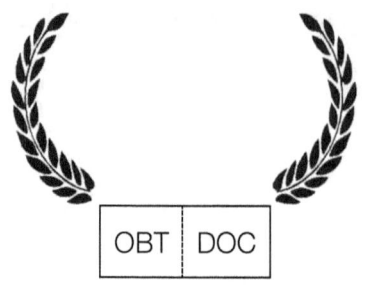

Unlimited

Obtained ITEMS AND AMOUNTS

Ritualized
INCL OBTAINED ALT PLAN

W W W W W W W W

Y Y M M D D
_ _ _ _ _ _

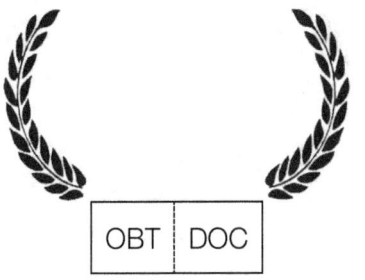

Unlimited

Obtained ITEMS AND AMOUNTS

Ritualized
INCL OBTAINED ALT PLAN

W W W W W W W W

Y Y M M D D
_ _ _ _ _ _

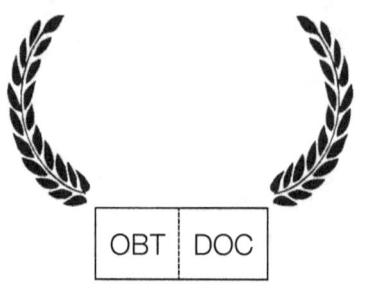

Unlimited

Obtained ITEMS AND AMOUNTS

Ritualized
INCL OBTAINED ALT PLAN

W W W W W W W W W

Y Y M M D D
_ _ _ _ _ _

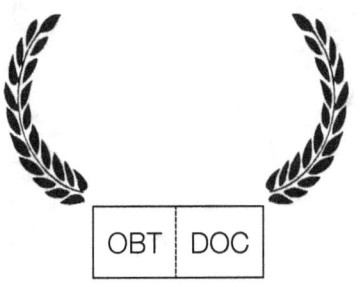

Unlimited

Obtained ITEMS AND AMOUNTS

Ritualized
INCL OBTAINED ALT PLAN

W W W W W W W W

Y Y M M D D
_ _ _ _ _ _

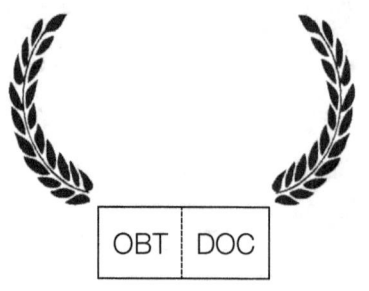

Unlimited

Obtained ITEMS AND AMOUNTS

Ritualized
INCL OBTAINED ALT PLAN

W W W W W W W W

Y Y M M D D

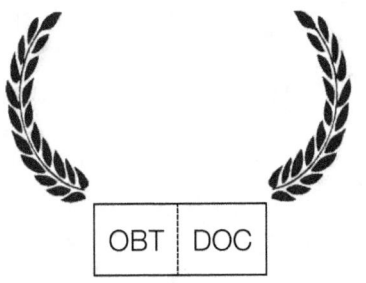

Unlimited

Obtained ITEMS AND AMOUNTS

Ritualized
INCL OBTAINED ALT PLAN

w w w w w w w w

Y Y M M D D
_ _ _ _ _ _

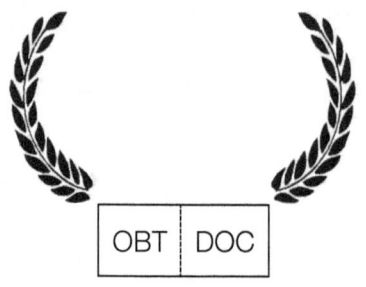

Unlimited

Obtained ITEMS AND AMOUNTS

Ritualized
INCL OBTAINED ALT PLAN

W W W W W W W W W

Y Y M M D D
_ _ _ _ _ _

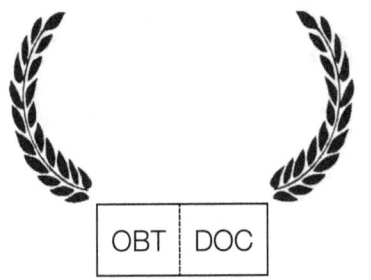

Unlimited

Obtained ITEMS AND AMOUNTS

Ritualized
INCL OBTAINED ALT PLAN

W W W W W W W W

Y Y M M D D
_ _ _ _ _ _

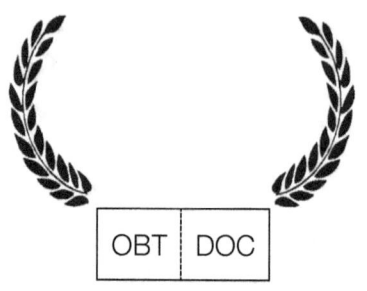

Unlimited

Obtained ITEMS AND AMOUNTS

Ritualized
INCL OBTAINED ALT PLAN

W W W W W W W W W

Y Y M M D D
_ _ _ _ _ _

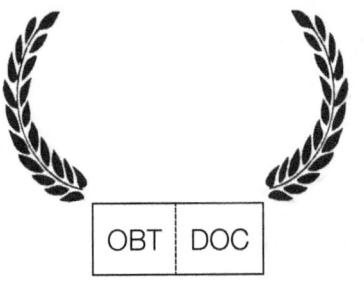

OBT | DOC

Unlimited

Obtained ITEMS AND AMOUNTS

Ritualized
INCL OBTAINED ALT PLAN

W W W W W W W W

Y Y M M D D
_ _ _ _ _ _

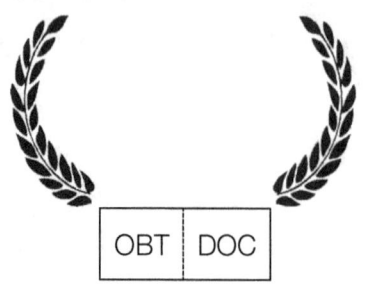

Unlimited

Obtained ITEMS AND AMOUNTS

Ritualized
INCL OBTAINED ALT PLAN

W W W W W W W W

Y Y M M D D
_ _ _ _ _ _

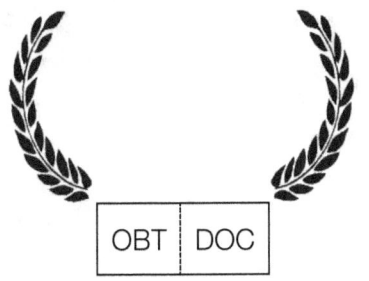

Unlimited

Obtained ITEMS AND AMOUNTS

Ritualized
INCL OBTAINED ALT PLAN

W W W W W W W W

Y Y M M D D
_ _ _ _ _ _

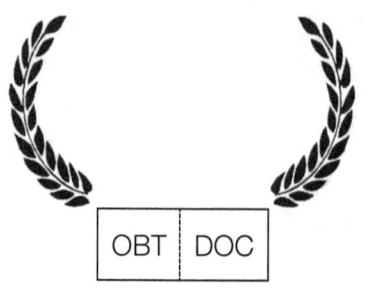

Unlimited

Obtained ITEMS AND AMOUNTS

Ritualized
INCL OBTAINED ALT PLAN

W W W W W W W W

Y Y M M D D
_ _ _ _ _ _

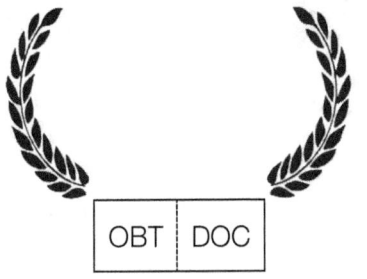

Unlimited

Obtained ITEMS AND AMOUNTS

Ritualized
INCL OBTAINED ALT PLAN

W W W W W W W W

Y Y M M D D
_ _ _ _ _ _

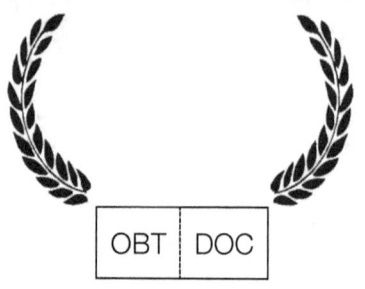

Unlimited

Obtained ITEMS AND AMOUNTS

Ritualized
INCL OBTAINED ALT PLAN

W W W W W W W W

Y Y M M D D
_ _ _ _ _ _

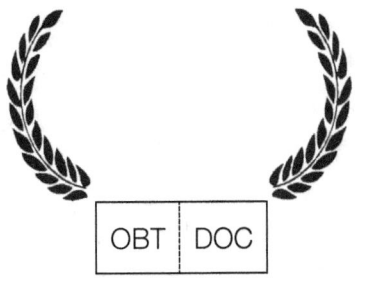

Unlimited

Obtained ITEMS AND AMOUNTS

Ritualized
INCL OBTAINED ALT PLAN

Y Y M M D D

W W W W W W W W

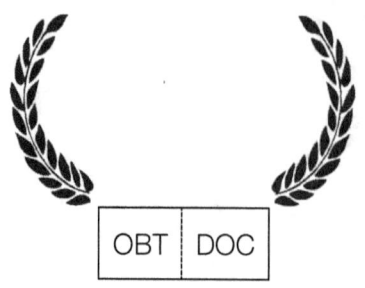

Unlimited

Obtained ITEMS AND AMOUNTS

Ritualized
INCL OBTAINED ALT PLAN

W W W W W W W W W   Y Y M M D D
                                     _ _ _ _ _ _

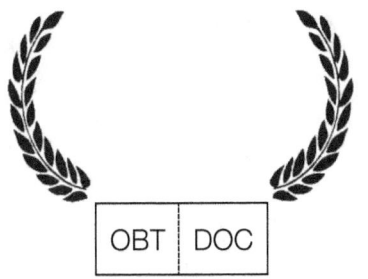

Unlimited

Obtained ITEMS AND AMOUNTS

Ritualized
INCL OBTAINED ALT PLAN

W W W W W W W W

Y Y M M D D
_ _ _ _ _ _

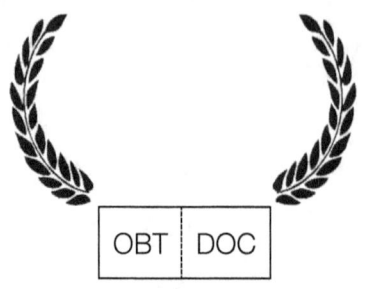

Unlimited

Obtained ITEMS AND AMOUNTS

Ritualized
INCL OBTAINED ALT PLAN

W W W W W W W W

Y Y M M D D
_ _ _ _ _ _

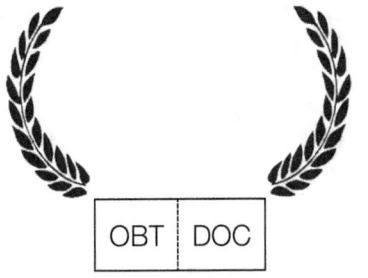

Unlimited

Obtained ITEMS AND AMOUNTS

Ritualized
INCL OBTAINED ALT PLAN

W W W W W W W W

Y Y M M D D
_ _ _ _ _ _

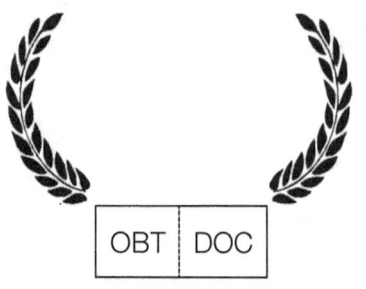

Unlimited

Obtained ITEMS AND AMOUNTS

Ritualized
INCL OBTAINED ALT PLAN

W W W W W W W W

Y Y M M D D
_ _ _ _ _ _

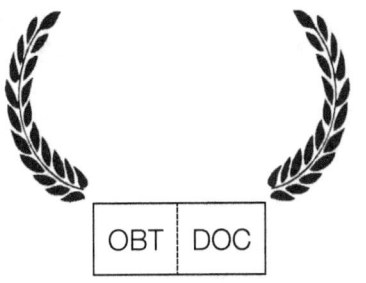

Unlimited

Obtained ITEMS AND AMOUNTS

Ritualized
INCL OBTAINED ALT PLAN

W W W W W W W W

Y Y M M D D
_ _ _ _ _ _

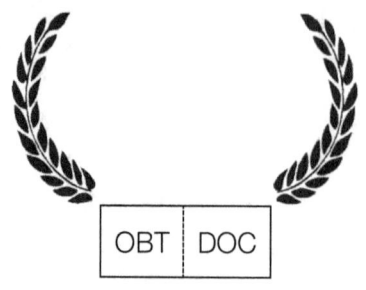

| OBT | DOC |

Unlimited

Obtained ITEMS AND AMOUNTS

Ritualized
INCL OBTAINED ALT PLAN

W W W W W W W W

Y Y M M D D
_ _ _ _ _

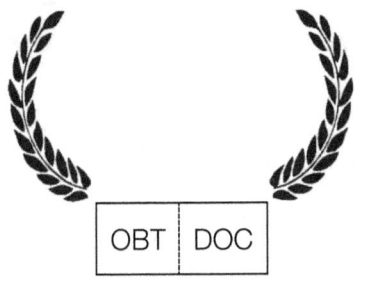

Unlimited

Obtained ITEMS AND AMOUNTS

Ritualized
INCL OBTAINED ALT PLAN

w w w w w w w w

Y Y M M D D
_ _ _ _ _ _

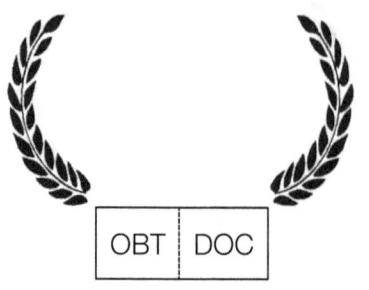

Unlimited

Obtained ITEMS AND AMOUNTS

Ritualized
INCL OBTAINED ALT PLAN

W W W W W W W W

Y Y M M D D
_ _ _ _ _ _

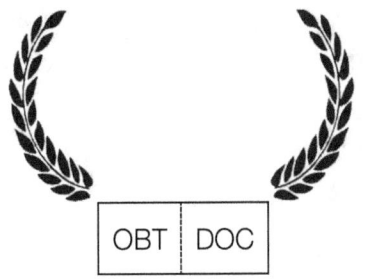

Unlimited

Obtained ITEMS AND AMOUNTS

Ritualized
INCL OBTAINED ALT PLAN

W W W W W W W W

Y Y M M D D
_ _ _ _ _ _

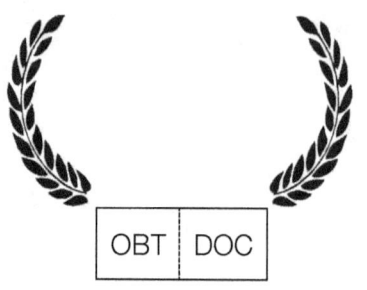

Unlimited

Obtained ITEMS AND AMOUNTS

Ritualized
INCL OBTAINED ALT PLAN

W W W W W W W W

Y Y M M D D
_ _ _ _ _ _

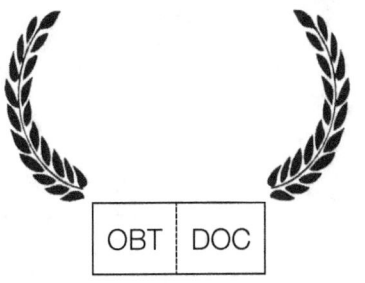

Unlimited

Obtained ITEMS AND AMOUNTS

Ritualized
INCL OBTAINED ALT PLAN

W W W W W W W W

Y Y M M D D
_ _ _ _ _ _

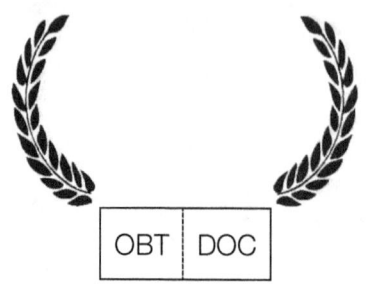

Unlimited

Obtained ITEMS AND AMOUNTS

Ritualized
INCL OBTAINED ALT PLAN

W W W W W W W W

Y Y M M D D
_ _ _ _ _ _

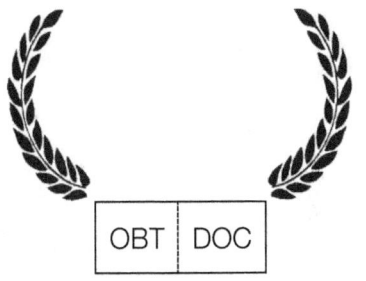

Unlimited

Obtained ITEMS AND AMOUNTS

Ritualized
INCL OBTAINED ALT PLAN

W W W W W W W W

Y Y M M D D
_ _ _ _ _ _

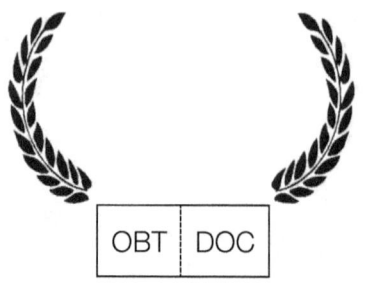

Unlimited

Obtained ITEMS AND AMOUNTS

Ritualized
INCL OBTAINED ALT PLAN

W W W W W W W W

Y Y M M D D
_ _ _ _ _ _

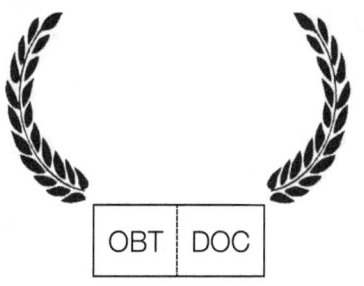

Unlimited

Obtained ITEMS AND AMOUNTS

Ritualized
INCL OBTAINED ALT PLAN

W W W W W W W W

Y Y M M D D
_ _ _ _ _

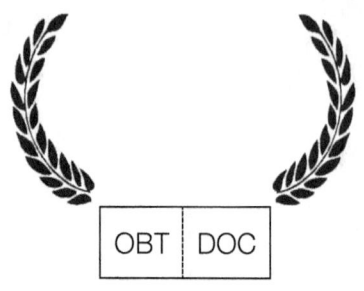

Unlimited

Obtained ITEMS AND AMOUNTS

Ritualized
INCL OBTAINED ALT PLAN

W W W W W W W W

Y Y M M D D
_ _ _ _ _ _

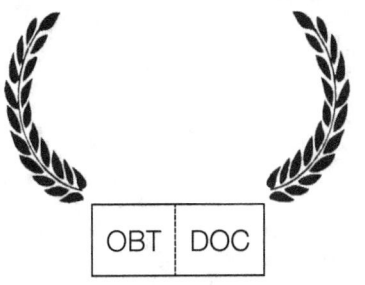

Unlimited

Obtained ITEMS AND AMOUNTS

Ritualized
INCL OBTAINED ALT PLAN

W W W W W W W W

Y Y M M D D
_ _ _ _ _ _

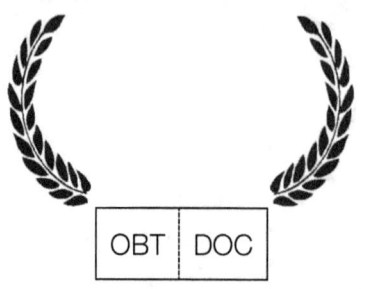

Unlimited

Obtained ITEMS AND AMOUNTS

Ritualized
INCL OBTAINED ALT PLAN

W W W W W W W W W

Y Y M M D D
_ _ _ _ _ _

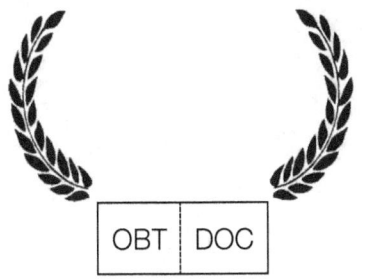

Unlimited

Obtained ITEMS AND AMOUNTS

Ritualized
INCL OBTAINED ALT PLAN

W W W W W W W W

Y Y M M D D
_ _ _ _ _ _

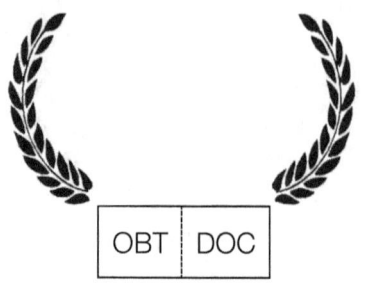

Unlimited

Obtained ITEMS AND AMOUNTS

Ritualized
INCL OBTAINED ALT PLAN

W W W W W W W W

Y Y M M D D
_ _ _ _ _ _

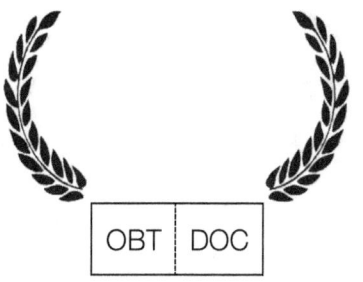

Unlimited

Obtained ITEMS AND AMOUNTS

Ritualized
INCL OBTAINED ALT PLAN

W W W W W W W W

Y Y M M D D
— — — — — —

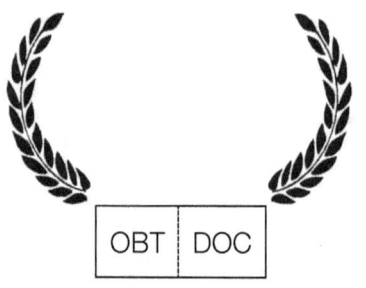

Unlimited

Obtained ITEMS AND AMOUNTS

Ritualized
INCL OBTAINED ALT PLAN

W W W W W W W W   Y Y M M D D
                   _ _ _ _ _ _

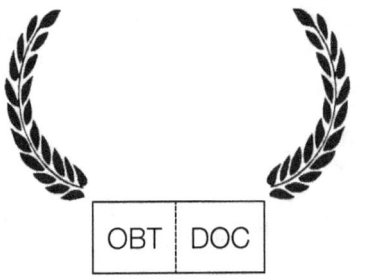

Unlimited

Obtained ITEMS AND AMOUNTS

Ritualized
INCL OBTAINED ALT PLAN

W W W W W W W W

Y Y M M D D

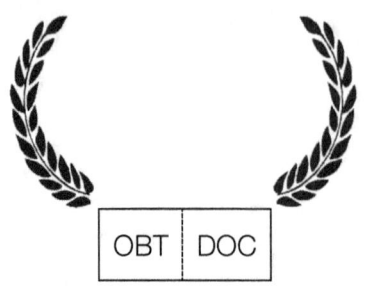

| OBT | DOC |

Unlimited

Obtained ITEMS AND AMOUNTS

Ritualized
INCL OBTAINED ALT PLAN

W   W   W   W   W   W   W   W

Y   Y   M   M   D   D
_   _   _   _   _   _

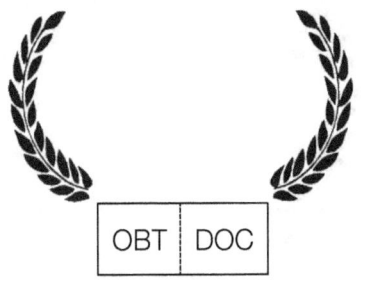

Unlimited

Obtained ITEMS AND AMOUNTS

Ritualized
INCL OBTAINED ALT PLAN

W W W W W W W W

Y Y M M D D
_ _ _ _ _ _

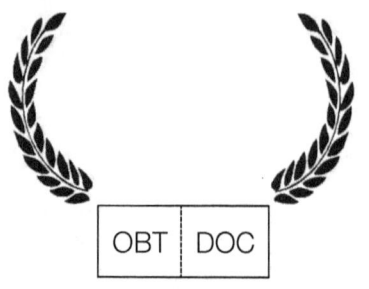

Unlimited

Obtained ITEMS AND AMOUNTS

Ritualized
INCL OBTAINED ALT PLAN

W W W W W W W W

Y Y M M D D
_ _ _ _ _ _

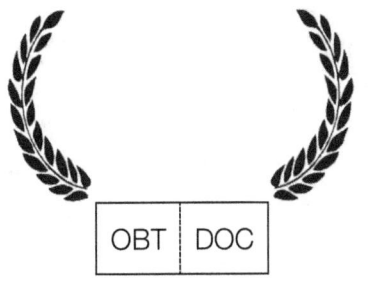

Unlimited

Obtained ITEMS AND AMOUNTS

Ritualized
INCL OBTAINED ALT PLAN

W W W W W W W W

Y Y M M D D
_ _ _ _ _ _

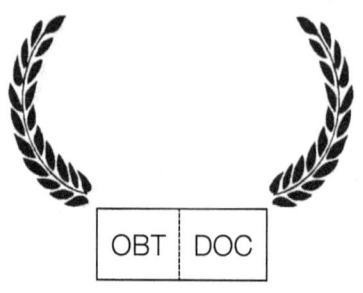

Unlimited

Obtained ITEMS AND AMOUNTS

Ritualized
INCL OBTAINED ALT PLAN

W W W W W W W W

Y Y M M D D
_ _ _ _ _ _

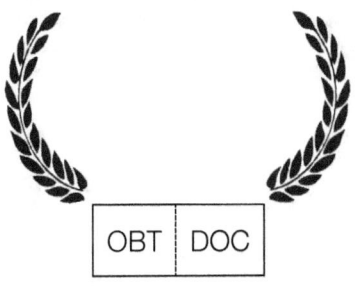

Unlimited

Obtained ITEMS AND AMOUNTS

Ritualized
INCL OBTAINED ALT PLAN

W W W W W W W W

Y Y M M D D
_ _ _ _ _ _

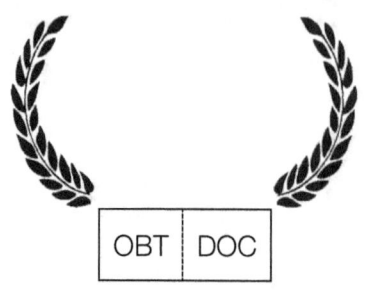

Unlimited

Obtained ITEMS AND AMOUNTS

Ritualized
INCL OBTAINED ALT PLAN

W W W W W W W W   Y Y M M D D

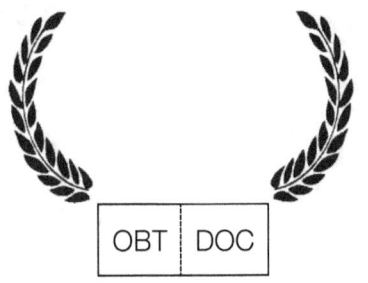

Unlimited

Obtained ITEMS AND AMOUNTS

Ritualized
INCL OBTAINED ALT PLAN

W W W W W W W W

Y Y M M D D
_ _ _ _ _ _

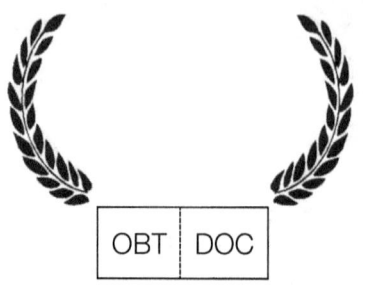

Unlimited

Obtained ITEMS AND AMOUNTS

Ritualized
INCL OBTAINED ALT PLAN

W W W W W W W W

Y Y M M D D
_ _ _ _ _

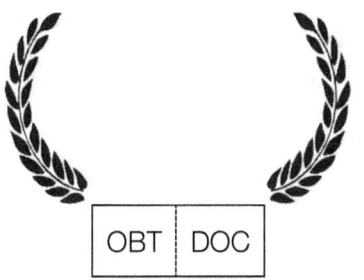

Unlimited

Obtained ITEMS AND AMOUNTS

Ritualized
INCL OBTAINED ALT PLAN

W W W W W W W W

Y Y M M D D
_ _ _ _ _

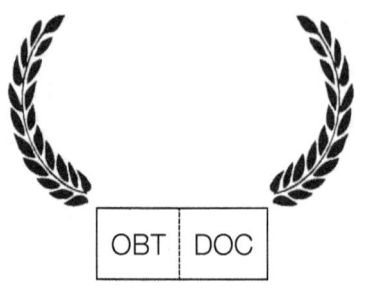

Unlimited

Obtained ITEMS AND AMOUNTS

Ritualized
INCL OBTAINED ALT PLAN

W W W W W W W W

Y Y M M D D
__ __ __ __ __ __

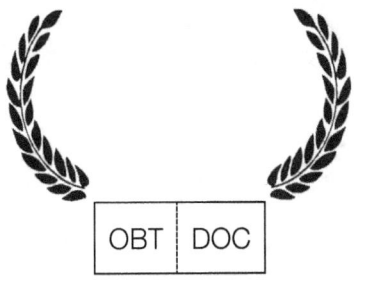

Unlimited

Obtained ITEMS AND AMOUNTS

Ritualized
INCL OBTAINED ALT PLAN

W W W W W W W W

Y Y M M D D
__ __ __ __ __ __

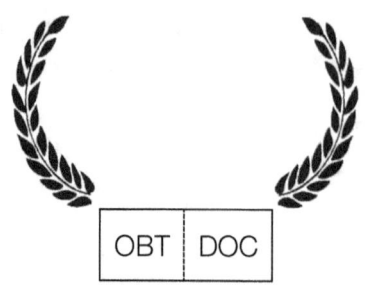

Unlimited

Obtained ITEMS AND AMOUNTS

Ritualized
INCL OBTAINED ALT PLAN

W W W W W W W W

Y Y M M D D
_ _ _ _ _ _

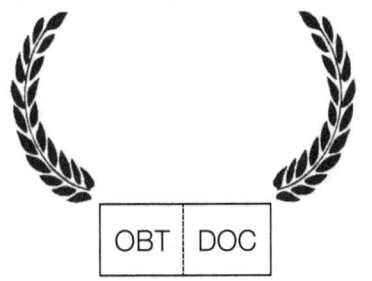

Unlimited

Obtained ITEMS AND AMOUNTS

Ritualized
INCL OBTAINED ALT PLAN

W W W W W W W W   Y Y M M D D

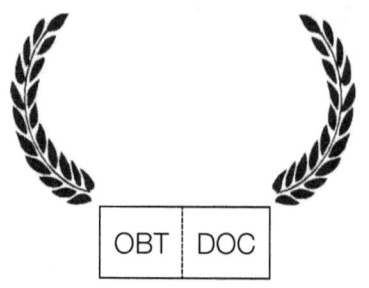

Unlimited

Obtained ITEMS AND AMOUNTS

Ritualized
INCL OBTAINED ALT PLAN

W W W W W W W W Y Y M M D D
             _ _ _ _ _ _

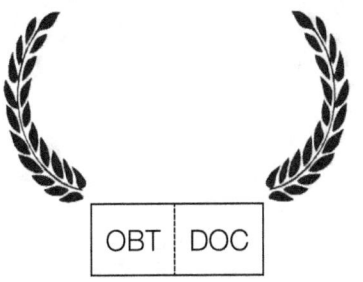

Unlimited

Obtained ITEMS AND AMOUNTS

Ritualized
INCL OBTAINED ALT PLAN

W W W W W W W W

Y   Y   M   M   D   D
_ _ _ _ _ _

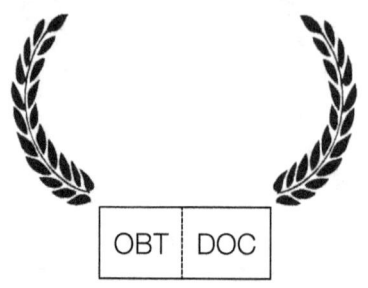

Unlimited

Obtained ITEMS AND AMOUNTS

Ritualized
INCL OBTAINED ALT PLAN

W W W W W W W W

Y Y M M D D
_ _ _ _ _ _

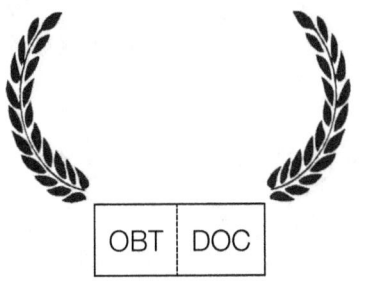

Unlimited

Obtained ITEMS AND AMOUNTS

Ritualized
INCL OBTAINED ALT PLAN

W W W W W W W W

Y Y M M D D
_ _ _ _ _ _

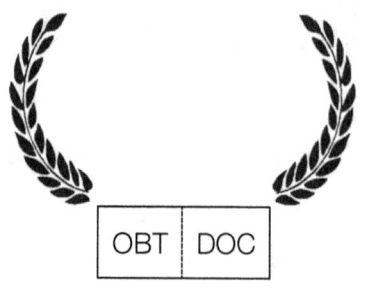

Unlimited

Obtained ITEMS AND AMOUNTS

Ritualized
INCL OBTAINED ALT PLAN

W W W W W W W W

Y Y M M D D

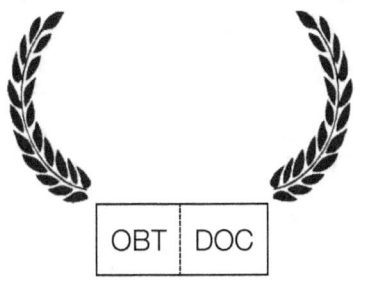

Unlimited

Obtained ITEMS AND AMOUNTS

Ritualized
INCL OBTAINED ALT PLAN

W W W W W W W W

Y Y M M D D
_ _ _ _ _ _

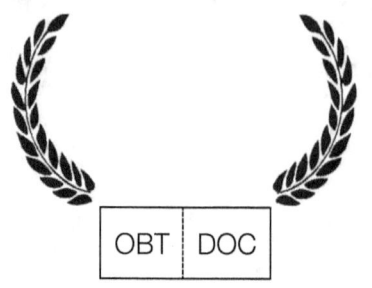

Unlimited

Obtained ITEMS AND AMOUNTS

Ritualized
INCL OBTAINED ALT PLAN

W W W W W W W W

Y Y M M D D
_ _ _ _ _ _

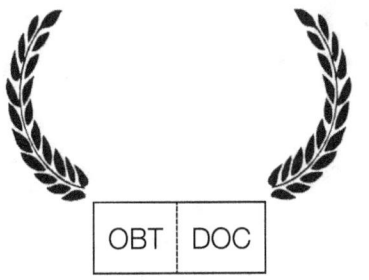

Unlimited

Obtained ITEMS AND AMOUNTS

Ritualized
INCL OBTAINED ALT PLAN

W W W W W W W W

Y Y M M D D
_ _ _ _ _ _

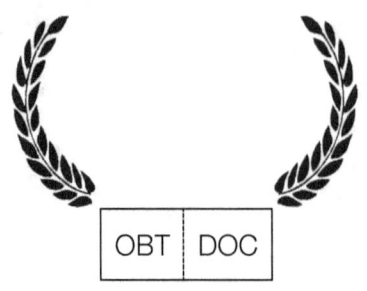

Unlimited

Obtained ITEMS AND AMOUNTS

Ritualized
INCL OBTAINED ALT PLAN

W W W W W W W W

Y Y M M D D
_ _ _ _ _ _

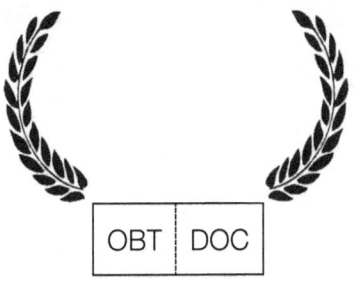

Unlimited

Obtained ITEMS AND AMOUNTS

Ritualized
INCL OBTAINED ALT PLAN

W W W W W W W W

Y Y M M D D
_ _ _ _ _ _

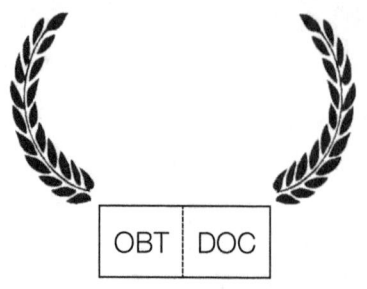

Unlimited

Obtained ITEMS AND AMOUNTS

Ritualized
INCL OBTAINED ALT PLAN

W W W W W W W W

Y Y M M D D
_ _ _ _ _ _

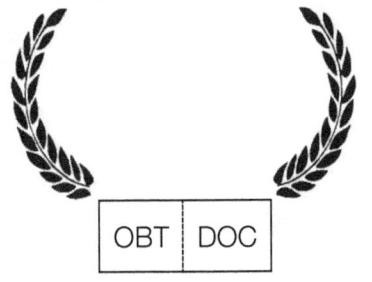

Unlimited

Obtained ITEMS AND AMOUNTS

Ritualized
INCL OBTAINED ALT PLAN

w w w w w w w w

Y Y M M D D
_ _ _ _ _ _

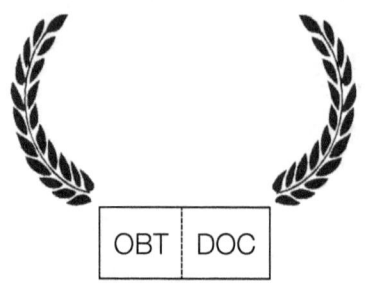

Unlimited

Obtained ITEMS AND AMOUNTS

Ritualized
INCL OBTAINED ALT PLAN

W W W W W W W W

Y Y M M D D
_ _ _ _ _ _

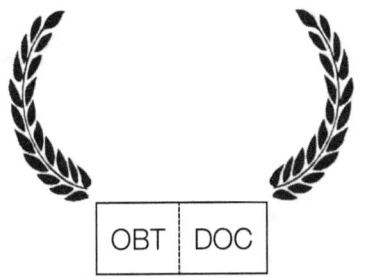

Unlimited

Obtained ITEMS AND AMOUNTS

Ritualized
INCL OBTAINED ALT PLAN

W W W W W W W W

Y Y M M D D
_ _ _ _ _ _

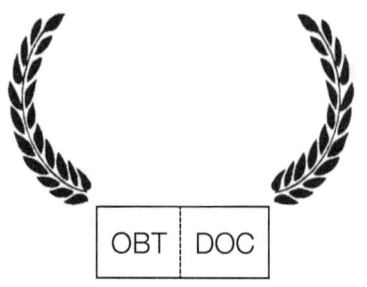

Unlimited

Obtained ITEMS AND AMOUNTS

Ritualized
INCL OBTAINED ALT PLAN

W W W W W W W W W

Y Y M M D D
_ _ _ _ _ _

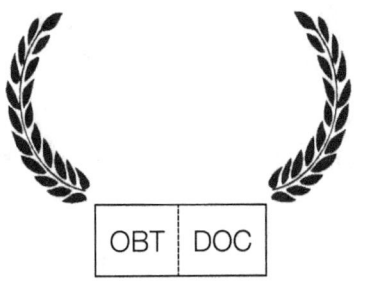

Unlimited

Obtained ITEMS AND AMOUNTS

Ritualized
INCL OBTAINED ALT PLAN

W W W W W W W W

Y Y M M D D
_ _ _ _ _ _

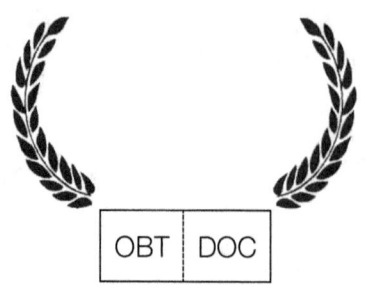

| OBT | DOC |

Unlimited

Obtained ITEMS AND AMOUNTS

Ritualized
INCL OBTAINED ALT PLAN

W W W W W W W W

Y Y M M D D
_ _ _ _ _ _

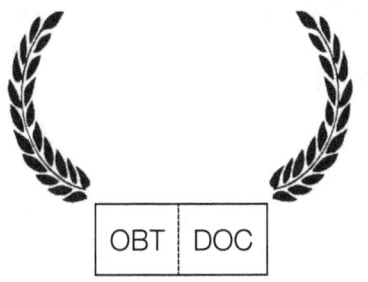

Unlimited

Obtained ITEMS AND AMOUNTS

Ritualized
INCL OBTAINED ALT PLAN

W W W W W W W W

Y Y M M D D
_ _ _ _ _ _

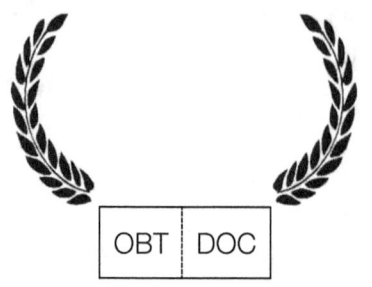

Unlimited

Obtained ITEMS AND AMOUNTS

Ritualized
INCL OBTAINED ALT PLAN

W W W W W W W W

Y Y M M D D
_ _ _ _ _ _

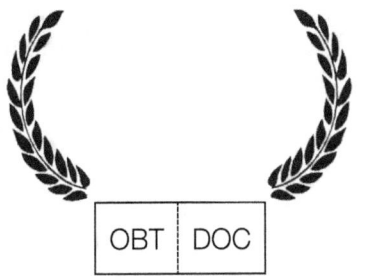

Unlimited

Obtained ITEMS AND AMOUNTS

Ritualized
INCL OBTAINED ALT PLAN

W W W W W W W W

Y Y M M D D
_ _ _ _ _ _

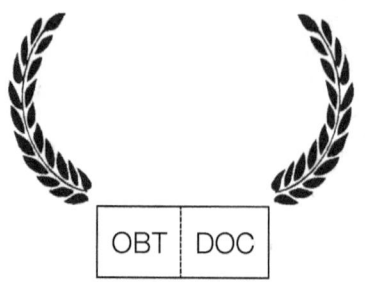

| OBT | DOC |

Unlimited

Obtained ITEMS AND AMOUNTS

Ritualized
INCL OBTAINED ALT PLAN

W W W W W W W W   Y Y M M D D
                               __ __ __ __ __ __

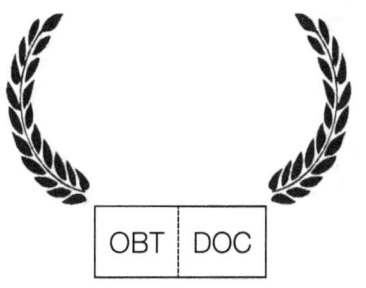

Unlimited

Obtained ITEMS AND AMOUNTS

Ritualized
INCL OBTAINED ALT PLAN

W W W W W W W W W

Y Y M M D D
_ _ _ _ _ _

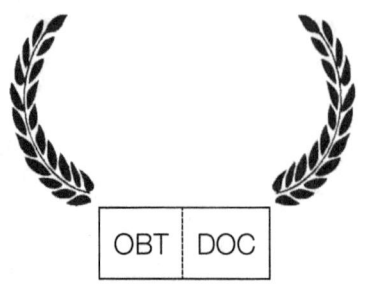

Unlimited

Obtained ITEMS AND AMOUNTS

Ritualized
INCL OBTAINED ALT PLAN

W W W W W W W W

Y Y M M D D
_ _ _ _ _ _

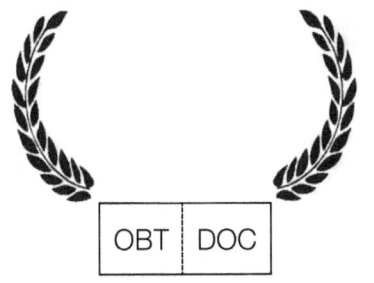

Unlimited

Obtained ITEMS AND AMOUNTS

Ritualized
INCL OBTAINED ALT PLAN

W W W W W W W W W

Y Y M M D D
_ _ _ _ _ _

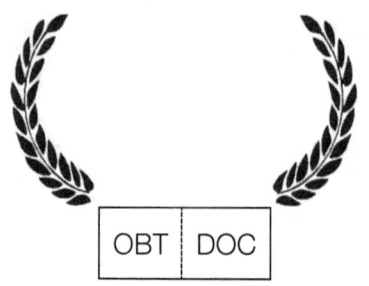

Unlimited

Obtained ITEMS AND AMOUNTS

Ritualized
INCL OBTAINED ALT PLAN

W W W W W W W W

Y Y M M D D
— — — — — —

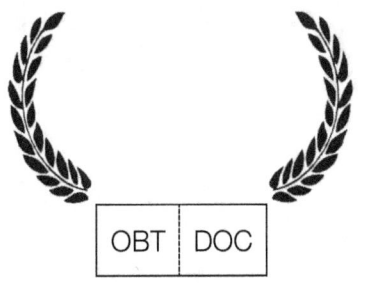

Unlimited

Obtained ITEMS AND AMOUNTS

Ritualized
INCL OBTAINED ALT PLAN

W W W W W W W W

Y Y M M D D
_ _ _ _ _ _

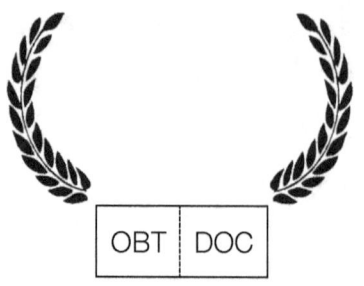

Unlimited

Obtained ITEMS AND AMOUNTS

Ritualized
INCL OBTAINED ALT PLAN

W W W W W W W W W

Y Y M M D D
_ _ _ _ _ _

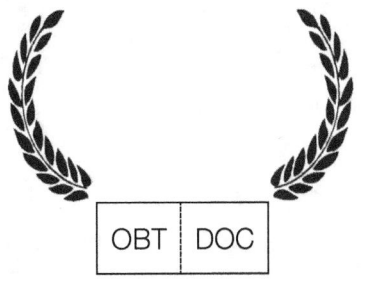

Unlimited

Obtained ITEMS AND AMOUNTS

Ritualized
INCL OBTAINED ALT PLAN

W W W W W W W W

Y Y M M D D
_ _ _ _ _ _

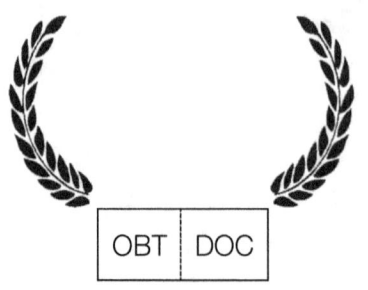

Unlimited

Obtained ITEMS AND AMOUNTS

Ritualized
INCL OBTAINED ALT PLAN

W W W W W W W W Y Y M M D D

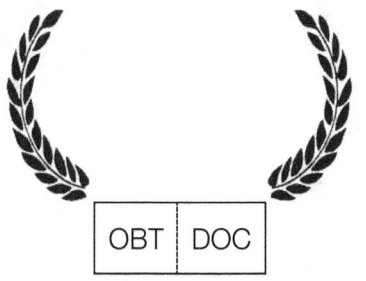

Unlimited

Obtained ITEMS AND AMOUNTS

Ritualized
INCL OBTAINED ALT PLAN

W W W W W W W W

Y Y M M D D
_ _ _ _ _ _

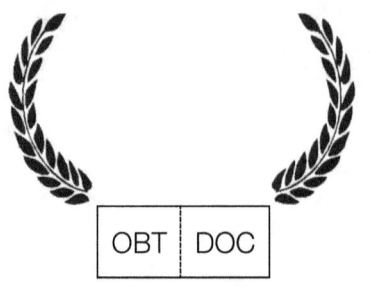

Unlimited

Obtained ITEMS AND AMOUNTS

Ritualized
INCL OBTAINED ALT PLAN

W W W W W W W W

Y Y M M D D
_ _ _ _ _ _

© 2014 Ben G. Adams
Unboxing Press, Inc.
New York, NY

www.ingramcontent.com/pod-product-compliance
Lightning Source LLC
Chambersburg PA
CBHW051954290426
44110CB00015B/2233